Yusuf Rushdi

Forame Oval Patenteado

Yusuf Rushdi

Forame Oval Patenteado

ScienciaScripts

Imprint

Any brand names and product names mentioned in this book are subject to trademark, brand or patent protection and are trademarks or registered trademarks of their respective holders. The use of brand names, product names, common names, trade names, product descriptions etc. even without a particular marking in this work is in no way to be construed to mean that such names may be regarded as unrestricted in respect of trademark and brand protection legislation and could thus be used by anyone.

Cover image: www.ingimage.com

This book is a translation from the original published under ISBN 978-3-659-83269-7.

Publisher:
Sciencia Scripts
is a trademark of
Dodo Books Indian Ocean Ltd. and OmniScriptum S.R.L publishing group

120 High Road, East Finchley, London, N2 9ED, United Kingdom
Str. Armeneasca 28/1, office 1, Chisinau MD-2012, Republic of Moldova, Europe
Printed at: see last page
ISBN: 978-620-8-23859-9

ÍNDICE DE CONTEÚDOS

Dedicação

Aos meus pais, mulher, filha, irmãos e sogros.

Agradeço-vos a todos por me terem apoiado e pelo vosso contínuo encorajamento e apoio.

Tudo isto não teria sido possível sem a mão espiritual do mais gracioso e mais poderoso, Deus todo-poderoso.

Abreviaturas

ASD	Atrial Septal Defect
ASA	Atrial Septal Aneurysm
CVA	Cerebro Vascular Accident
c-TOE	contrast- Transoesophageal echocardiography
c-TCD	contrast- Trancranial Doppler
CT	Computerized Tomography
DOB	Date of Birth
DOA	Date of Admission
DOD	Date of Discharge
DVT	Deep Vein Thrombosis
DM	Diabetes Mellitus
ECHO	Echocardiogram
ECG	Electrocardiography
LCH	London Chest Hospital
LA	Left Atrium
MCA	Middle Cerebral Artery
MRI	Magnetic Resonance Imaging
MA	Migraine with Aura
OSAS	Obstructive Sleep Apnoea Syndrome
PFO	Patent Foramen Ovale
RA	Right Atrium
RLS	Right to Left Shunt
RLH	Royal London Hospital
SPSS	Statistical and Presentational System Software.
SPAC	Stroke Prevention: Assessment of risk in a Community
SBH	St. Bartholomew's Hospital
TOF	Tetrology of Fallot
TOE	Transoesophageal echocardiography
TTE	Transthoracic echocardiography
TCD	Trancranial Doppler
U/S	Ultra Sound
VM	Valsalva Manoeuvre
VSD	Ventricular septal defect

Resumo

Introdução:

A embolia arterial periférica tem uma mortalidade elevada, relacionada com a doença subjacente e não com os efeitos da embolia em si. Recentemente, com o advento das técnicas de eco transtorácico, foi sugerido que até 25% da população tem um forame oval patente não diagnosticado anteriormente, o que permitiria que o coágulo da circulação venosa entrasse na árvore arterial e causasse uma embolia arterial. O objetivo deste estudo era examinar uma coorte de doentes que tinham sofrido uma embolia arterial para verificar se era possível identificar um FOP.

Métodos:

Foi realizada uma auditoria de dez anos de registos do Royal London Hospital, do London Chest Hospital e do St. Bartholomew's. Bartholomew's. Este estudo dividiu-se em duas partes: uma parte retrospetiva, que envolveu uma auditoria dos registos, e um estudo prospetivo em doentes selecionados dessa auditoria. Os dados e a informação relevante sobre os doentes com doença vascular periférica foram recolhidos num questionário estruturado que abordava as queixas apresentadas e passadas, o exame e o tratamento. Foram identificados os doentes com embolia arterial periférica. Dos 71 doentes com embolia arterial, foram identificados 15 doentes com suspeita de shunt direita-esquerda (forame oval patente), 3 dos quais já tinham sido submetidos a um encerramento do FOP. Para identificar um shunt direita-esquerda nos 12 doentes identificados como necessitando de estudo prospetivo, foi realizado um teste de agitação salina com Doppler Transcraniano com manobra de valsalva em 5, estando os restantes 7 doentes indisponíveis para seguimento.

Resultados:

O estudo retrospetivo dos 71 doentes revelou uma elevada prevalência do sexo masculino, 75% com factores predisponentes para a TVP, sendo cerca de 70% fumadores e, infelizmente, 85% sem causa documentada para os seus sintomas, embora 84,4% dos doentes tivessem uma história anterior significativa de sintomas vasculares.

Neste pequeno estudo, nenhum dos doentes testados no estudo prospetivo apresentava evidência de um shunt direita-esquerda. Todos os doentes tinham algum tipo de fator predisponente, como a TVP. No entanto, dos 15 doentes selecionados, 3 já tinham sido submetidos a um encerramento percutâneo do FOP.

Conclusões:

Neste estudo retrospetivo não foi possível identificar e estudar um número suficiente de doentes para se ter a certeza, mas parece que a incidência de shunt direita-esquerda no grupo de estudo não é superior à encontrada na população em geral (3/15, 20%). No grupo da embolia paradoxal, verificou-se uma elevada prevalência de fumadores do sexo masculino, com factores predisponentes associados que conduzem a uma TVP.

Objetivo

O objetivo deste pequeno estudo retrospetivo-prospetivo foi tentar identificar os doentes com embolia arterial paradoxal associada ao Forame Oval Patente (PFO) ou a outro shunt direita-esquerda.

A hipótese do estudo era que, quando um FOP é encontrado com uma embolia arterial periférica, aumenta o risco de uma TVP causar uma embolia arterial e que a embolia paradoxal pode ser responsável por um número mais elevado de embolias arteriais agudas do que foi reconhecido anteriormente.

1. INTRODUÇÃO

O forame oval patente é uma comunicação interauricular conhecida desde o tempo de Galeno[2, 4]. Em 1564, Botallo descreveu a presença de um FOP à nascença[1, 2, 4]. Alguns ainda se referem a um FOP como o Forame de Botallo[2, 4]. Em 1877, Cornheim descreveu uma embolia paradoxal relacionada com um FOP[2, 4] Os doentes com FOP não têm achados físicos ou electrocardiográficos caraterísticos[4]. Alguns podem apresentar uma história de AVC ou um evento isquémico transitório de etiologia indefinida[2, 4].

O forame oval é uma abertura em forma de fenda no septo atrial, no local do forame secundário do septum primum. Na vida intra-uterina, o forame oval tem o importante papel de transmitir sangue altamente oxigenado da veia cava inferior para a aurícula esquerda. A alta pressão atrial direita (AD) no feto mantém a válvula do forame oval aberta. A pressão atrial esquerda aumenta logo após o nascimento e o retalho é levemente pressionado contra o septum secundum e fecha o forame oval funcionalmente[4] . A patência do forame oval (PFO) foi identificada como um potencial fator de risco para embolia paradoxal potencialmente seguida de eventos isquémicos cerebrais ou periféricos[3].

Embora o mecanismo subjacente ao fenómeno não seja totalmente claro, a passagem transeptal de êmbolos das câmaras do lado direito para as câmaras do lado esquerdo do coração parece desempenhar um papel importante[3, 30] . Para além disso, 4,2% dos doentes com um PFO documentado e embolismo prévio têm um risco acrescido de eventos tromboembólicos recorrentes, mesmo sob anticoagulação terapêutica[3] . Hoffman et al sugeriram que a patência anatómica pode persistir durante vários meses após o nascimento e que 50% de todos os bebés têm um PFO patente por sonda no final do primeiro ano de vida[4] e, embora este número diminua com a idade, 30% da população adulta tem provavelmente um PFO.

O FOP é uma falha na progressão do processo de desenvolvimento normal, ao contrário de um defeito do septo atrial (DSA), que é a deficiência parcial ou total do próprio septo atrial .[4]

Normalmente, um shunt da esquerda para a direita não causa problemas, mas um shunt da direita para a esquerda, se for suficientemente grande, causará uma baixa tensão arterial de O2 (hipoxia) e uma capacidade de exercício gravemente limitada.

Nos mergulhadores, existe um risco de embolia paradoxal de bolhas de gás (passagem de bolhas para a circulação arterial), que se formam na maioria dos mergulhadores na circulação venosa durante a descompressão. O sangue pode fluir em ambas as direcções dentro dos shunts intra-atriais em várias fases do ciclo cardíaco e alguns especialistas consideram que um grande defeito do septo atrial ou PFO é uma contraindicação para o mergulho.

A manobra de Valsalva, utilizada pela maioria dos mergulhadores para ajustar a pressão na cavidade timpânica durante a descida e a subida, pode aumentar a pressão venosa auricular ao ponto de forçar o sangue com bolhas a atravessar o PFO para a circulação arterial. Assim, o processo habitual de filtragem do pulmão é contornado.

O tamanho médio de um FOP aumenta de uma média de 3,4 mm na primeira década para 5,8 mm na décima década de vida[2, 3,4]. Quanto maior o grau de shunt interauricular, maior a incidência de ataque isquémico transitório ou AVC subsequentes[4,2]. Dependendo dos critérios utilizados para o diagnóstico e da tecnologia utilizada para a avaliação cardíaca, a prevalência do FOP na população saudável é de aproximadamente 20 a 25%[24, 25, 27]. Com base na prevalência, podemos estimar que aproximadamente 60 a 70 milhões de americanos têm um FOP[27]. Assim, a deteção de um FOP durante a avaliação de um doente com AVC não é um achado surpreendente e a frequência de deteção de FOP nestes doentes pode atingir 40 a 45%[1, 23, 27]. Atualmente, o FOP é detectado em 10% a 15% da população normal através de ecocardiografia com contraste. Estudos de autópsia em corações normais mostraram uma prevalência mais elevada (27%) de foramen oval patente. A prevalência encontrada em autópsias de doentes com AVC é ainda mais elevada (40%)[4, 5, 6]

Com a crescente evidência de que os FOP são os culpados de eventos embólicos paradoxais, a embolia paradoxal através de um FOP deve ser fortemente considerada em doentes jovens com AVC criptogénico e a importância relativa do FOP está a ser reavaliada[2, 7, 11]

O diagnóstico clínico de embolia paradoxal é quase sempre presuntivo e é suspeitado em doentes que têm um trombo venoso, um shunt direita-esquerda e evidência de embolia arterial .[14, 15]

O diagnóstico definitivo de embolia paradoxal é estabelecido quando se observa um trombo a atravessar o shunt[14,15] . A trombose venosa profunda é detectada com sucesso variável em doentes com suspeita de embolia paradoxal e a prevalência de TVP varia entre 9,5% e 88%, dependendo do momento e dos métodos utilizados para o diagnóstico .[14, 15]

Foi documentado numa investigação recente que a prevalência de shunt RLF era significativamente mais elevada em doentes que sofriam de enxaqueca com aura (MA) do que em controlos saudáveis e semelhante à encontrada em doentes jovens com AVC35,36,37.

A Síndrome de Apneia Obstrutiva do Sono (SAOS) não é uma doença rara na população em geral; a sua prevalência varia entre 0,3 e 8,5%[31, 33, 34] . Um estudo recente revelou que pode ocorrer um shunt direita-esquerda através de um PFO em indivíduos com SAOS durante períodos de apneia nocturna se a duração da apneia for superior a 17 segundos. .[31,32]

A ecocardiografia é uma ferramenta necessária para o diagnóstico do FOP, que pode ser diagnosticado por Doppler de fluxo a cores ou por estudo intravenoso com contraste salino agitado. Este é realizado após a obtenção de uma visualização óptima do septo atrial através de ecocardiografia transtorácica ou, se necessário, transesofágica .[2, 16]

O eco trans-esofágico permite uma melhor visualização do septo atrial e é, por isso, mais sensível do que o eco trans-torácico para detetar o FOP[2, 17]

Quando se suspeita de FOP num doente com AVC, se os estudos trans-torácicos forem negativos, o doente deve ser submetido a um eco transesofágico com meio de contraste radio-opaco injetado juntamente com microbolhas injectadas numa veia antecubital .[2, 17]

A ecografia com Doppler Transcraniano (DTC) bilateral pode ser utilizada para avaliar um shunt direita-esquerda, monitorizando ambas as artérias cerebrais médias durante a ventilação normal e durante a manobra de valsalva, de acordo com a Reunião de Consenso da Sociedade Europeia de Neurologia[35,38]. A técnica utilizada é descrita em pormenor no protocolo do teste da solução salina agitada, mais adiante.

A derivação direita-esquerda é classificada em consenso por um cardiologista e um radiologista experientes da seguinte forma: Grau 0, nenhum agente de contraste passou da aurícula direita para a aurícula esquerda; Grau 1, 3-9 microbolhas passaram da aurícula direita para a aurícula esquerda; Grau 2 é 10-29 e Grau 3, mais de 30 microbolhas[28, 29]. Em 76 voluntários saudáveis, um estudo ecocardiográfico trans-torácico utilizando uma técnica bem estabelecida de contraste salino agitado revelou que a prevalência de shunting direita-esquerda através de um FOP era de 5% quando os indivíduos estavam em repouso e 18% quando os indivíduos efectuavam uma manobra de valsalva.[12]

No estudo SPARC (Stroke Prevention: Assessment of Risk in a Community), a prevalência de shunting direita-esquerda aumentou de 14% nos indivíduos em repouso para 23% com a realização de várias manobras (libertação da manobra de valsalva e tosse), que aumentaram a pressão auricular direita por aumento do retorno venoso[13]. Quando se trata apenas de um achado incidental isolado, um FOP assintomático não necessita de tratamento.

Quando um FOP é encontrado em associação com um evento neurológico inexplicável, há um consenso geral de que o paciente deve ser tratado com anticoagulação e, em alguns casos, que o FOP deve ser fechado. O tratamento médico consiste na administração de varfarina com ou sem aspirina para prevenir a recorrência do AVC.

O encerramento cirúrgico do FOP com sutura dupla contínua não resultou em recorrência de eventos neurológicos durante o seguimento de um a quatro anos, mas requer toracotomia e circulação extracorporal.[18-20]

A cirurgia cardíaca é altamente invasiva e uma alternativa muito mais satisfatória envolve a inserção de um dispositivo de fecho administrado por cateter; esta é uma opção emergente para o tratamento do FOP. Requer vinte e quatro a quarenta e oito horas de internamento hospitalar e aspirina ou varfarina durante seis meses após o procedimento .[21-23]

2. MATERIAIS E MÉTODOS

O estudo tem a forma de uma auditoria em que foram recolhidos dados dos últimos dez anos dos registos dos doentes do London Chest Hospital, do Royal London Hospital e do St.

A Unidade de Eficácia Clínica efectuou uma pesquisa inicial de registos com base no termo "embolia paradoxal", o que gerou uma lista de cerca de 900 doentes. Uma pesquisa refinada destes registos, utilizando o termo de pesquisa "embolia arterial periférica", gerou uma lista mais curta de cerca de 450 registos. A combinação dos termos de pesquisa "RLS" e "Peripheral arterial embolism" reduziu o número de registos para 71, sendo que 15 destes foram considerados prováveis portadores de FOP, com base num questionário de filtragem aplicado às notas, e que produziu informações importantes sobre a epidemiologia da embolia arterial periférica. Dos restantes 15 doentes, três já tinham sido submetidos a um encerramento do FOP através de um dispositivo percutâneo.

Os 71 pacientes originais foram analisados quanto a dados epidemiológicos sobre a etiologia da embolia arterial como um estudo retrospetivo.

Dos 15 doentes selecionados dos 71 originais, que se pensava terem um FOP, os 12 que não tinham um dispositivo de encerramento foram convidados a comparecer numa consulta externa para a realização de um teste com soro fisiológico agitado. Não foi pedida a aprovação do comité de ética para este teste ligeiramente invasivo, uma vez que é agora uma parte reconhecida do arsenal de diagnóstico para esta doença. Neste caso, só foi possível localizar e estudar cinco doentes. Esta foi a vertente prospetiva do estudo.

Seleção dos sujeitos w Fonte de dados

O estudo retrospetivo

Este estudo incluiu a recolha de dados sobre 71 doentes atendidos nos hospitais ao longo de um período de dez anos, através de um questionário sobre demografia, queixas presentes e passadas, investigações realizadas e modalidades de tratamento, a partir dos registos dos hospitais selecionados (RLH, SBH, LCH).

Os doentes com êmbolos arteriais foram identificados com base no diagnóstico principal constante da base de dados informática do hospital. Os registos médicos foram obtidos e, em seguida, estudados mais pormenorizadamente através de um questionário de notas que continha as seguintes perguntas

1.   A principal queixa apresentada, concentrando-se particularmente na embolia arterial periférica ou no acidente vascular cerebral

2.   Profissão

3.   Cronologia do início dos sintomas

4.   Evolução da doença

5.   Se existia um fator predisponente para a TVP, como imobilização, gravidez, cirurgia recente, trombofilia, TVP anterior, etc.

6.   Anomalia cardíaca congénita.

7.   Antecedentes de doença hemorrágica, doença hepática, acidente vascular cerebral anterior ou diabetes mellitus

8.   Tabagismo e consumo de álcool

9.   História familiar

10.   Achados do exame.

11.   Investigações efectuadas, tais como uma TAC / RMN, Doppler transcraniano, eco transesofágico (TOE) ou um duplex scan para uma TVP e, mais importante ainda, se foi efectuado um teste de Doppler transcraniano com soro fisiológico agitado para identificar uma derivação direita-esquerda

12.   O tratamento a que o doente foi submetido e a morbilidade e mortalidade subsequentes.

A identificação dos doentes e o pedido das suas notas hospitalares foram efectuados pela Unidade de Eficácia Clínica do Barts and the London NHS Trust e esta parte do trabalho demorou três meses.

O estudo prospetivo

Com base nas informações acima referidas, foram identificados 15 doentes dos 71 originais, que foram examinados mais pormenorizadamente como um estudo prospetivo.

Todos os registos foram organizados na unidade de eficácia clínica (unidade de governação clínica). Os registos médicos foram retirados do registo central do Royal London Hospital por mim próprio para obter alguns dos dados dos doentes da lista produzida anteriormente com base nos critérios do estudo.

O estatístico do CEU conseguiu reunir os dados e apresentá-los sob a forma de quadros.

Critérios de diagnóstico

Foram considerados neste estudo todos os doentes a quem foi diagnosticada embolia arterial periférica, trombose e acidente vascular cerebral não especificado com base nos achados clínicos e na investigação (duplex scan, ETT, ETE e teste de agitação salina).

O teste da solução salina agitada com ultrassom Doppler transcraniano foi realizado nos pacientes em que suspeitávamos de shunt direita-esquerda com base nas informações do questionário.

Questionário

Este foi o questionário utilizado para obter dados dos 71 pacientes, como um estudo retrospetivo.

Questionário sobre Embolia Arterial Periférica Devido a um Forame Oval Patente

Informações gerais

NOME
D.O.B
GÉNERO
RAÇA
OCUPAÇÃO
D.O.A
D.O.D

Apresentação de queixas

Q - 1 Qual era a queixa principal do doente na altura da admissão? em caso afirmativo, queira dar pormenores:

Embolia arterial em: Sim   Não
Cérebro (AVC)
Braço
Perna
Intestino

P - 2) Qual foi o início dos sintomas?   Súbito   Gradual

Q - 3. Duração dos sintomas.
            Dias   Semanas   Meses

Q - 4. Era recorrente?

Sim   Não   N/A

Q - 5. O episódio ocorreu durante :
Sim Não   N/A
    Tosse
    Esforço nas fezes
    Relações sexuais

Retenção da respiração ou Qualquer manobra

P - 6 Havia algum fator predisponente para a TVP?
SimNãoN/A
     Imobilização
     Gravidez
     Cirurgia recente
     Estado de hipercoagulabilidade
     TVP anterior Outros

Problemas do passado

Q - 7 Havia alguma anomalia cardíaca congénita? SIMNÃO/A

Q - 8 Algum procedimento neurológico efectuado na infância?
SIM   NÃ   O/A

Q - 9 Existia algum historial médico significativo?
SIMNÃO/A
     Perturbação hemorrágica
     Doença hepática
     Acidente vascular cerebral anterior
     Diabetes mellitus
     Outros

P -10 O doente fuma?

SIM   NÃ   O/A

Em caso afirmativo, por favor
fornecer pormenores sobre a frequência
de fumar

Q -11 O doente bebe álcool?
SIM   NÃ   O/A

Em caso afirmativo, por favor
fornecer pormenores sobre a frequência
de Consumo de álcool

Q -12 O mesmo problema existia na família?
SIM   NÃ   O/A

Q -13 O exame revelou algum resultado positivo?
SIM   NÃ   O/A

Investigações

P - 14 Foi efectuada alguma investigação para despistar o estado de
            hipercoagulabilidade?

SIM   NÃ   O/A

P - 15 Foi efectuada alguma investigação para excluir a trombose venosa
profunda (TVP)?
SIMNÃO/A

Em caso afirmativo,
Foi feito?

            Dentro de 7   diasEntre 8 e 10   diasApós 10 dias

P - 16 Que técnica de imagiologia foi utilizada?
SIMNÃO/A
   - TAC
   - RMN
   - Tran craniano

     Doppler U/S
   - Esófago de Tran
     ECO (ETE)
   - ETE com soro fisiológico agitado

Por favor, indique pormenores
Se houvesse alguma informação positiva sobre imagiologia

P - 17 Que modalidades foram utilizadas para tratar o doente?
SIM   NÃ   O/A

Tratamento médico
Tratamento cirúrgico (Embolectomia)

Q - 18 O doente sobreviveu após o tratamento?

SIM   NÃO

Critérios de inclusão

Esta auditoria incluiu,
1 - Pacientes do sexo masculino e feminino.
2 - Doentes dos registos hospitalares.
3 - Doentes com mais de 15 anos de idade.
4 - Doentes conhecidos com shunt direita-esquerda devido a forame oval patente
5 - Admitidos ou atendidos como pacientes externos no RLH, LCH e SBH.
6 - Casos suspeitos e confirmados de embolia arterial periférica devido a Shunt Direita-Esquerda.

Critérios de exclusão

Esta auditoria não incluiu
1- Pacientes com idade inferior a 15 anos.
2- Doentes não provenientes dos hospitais acima referidos.
3- Doentes com doença cardíaca congénita conhecida, por exemplo, defeito do septo auricular (ASD), defeito do septo ventricular (VSD), tetralogia de Fallot (TOF)
4-Pacientes com outras doenças cardíacas e vasculares periféricas, tais como
Vasculite, doença de Raynaud, etc.

Variáveis de interesse

w *Tendências demográficas, incluindo a atividade profissional:*

As evidências mostram que a incidência de embolia arterial periférica (paradoxal) é elevada em mergulhadores de profundidade.

w *Queixas apresentadas e local da embolia:*

Geralmente, qualquer órgão pode ser afetado por embolia arterial devido a um forame oval patente, mas a maioria dos doentes apresentou um acidente vascular cerebral de etiologia indeterminada.

w *Investigações de diagnóstico:*

Investigações de rotina, perfil de coagulação, Duplex Scan, angiogramas, TAC, RMN, ecocardiografia trans-torácica, ecocardiografia trans-esofágica, teste de agitação salina.

w *Tratamento: Cirúrgico ou médico*

Embolectomia / anticoagulação

3. OBJECTIVOS DO ESTUDO

1.	Identificar os doentes com embolia arterial.

2.	Elucidar a epidemiologia dos doentes com embolia arterial e tirar conclusões a partir destes dados, formando um estudo retrospetivo

3.	Destes doentes, identificar um subgrupo com maior probabilidade de sofrer de um shunt direita-esquerda

4.	Rever este subgrupo de doentes na clínica como parte prospetiva do estudo.

5.	Organizar testes salinos agitados transcranianos para o diagnóstico de shunt direita-esquerda para investigação

4. PROTOCOLO DE DOPPLER TRANSCRANIANO [39]

O Doppler Transcraniano e o teste da solução salina agitada foram efectuados no departamento de doentes externos do Royal London Hospital com equipamento trazido do Homerton Hospital, utilizando o protocolo desenvolvido no Homerton e que é reproduzido abaixo. Este protocolo é utilizado em todos os hospitais do Reino Unido e, por conseguinte, foi também utilizado na clínica organizada para o procedimento nos doentes selecionados.

Protocolo

1.   Explicar ao doente a natureza e o objetivo do estudo. O processo envolve o registo por ultra-sons do fluxo sanguíneo no cérebro antes e durante a injeção venosa periférica de solução salina agitada (que contém microbolhas). Explicar que não há riscos nem efeitos secundários conhecidos, quer dos ultra-sons quer da injeção de soro fisiológico, e que o procedimento demorará cerca de 20-30 minutos sem qualquer desconforto, à exceção da inserção de uma cânula fina (calibre 18-20). Numa veia do braço, como se fosse para recolher uma amostra de sangue.

2.   Fazer as perguntas especificadas no formulário de dados e completá-lo.

3.   Preparar o doente, colocando-o confortável numa marquesa, e introduzir um venflon numa veia do braço ou da mão. Ligar o venflon a uma torneira de 3 vias e a duas seringas de 10 ml, uma das quais cheia com soro fisiológico

4.   Pedir ao doente para praticar a manobra de Valsalva (VM). O doente deve ser capaz de expirar forçadamente contra uma glote fechada durante 5 segundos. Se o doente não conseguir efetuar a VM, deve recorrer à tosse.

5.   Localizar a artéria cerebral média utilizando a sonda de ultra-sons de 2 MHz. Fixar a fita para a cabeça e localizar a ACM. Verificar se o sinal da ACM está estável durante a VM ou a tosse.

6.   Efetuar 2-3 registos. O primeiro registo é efectuado na linha de base,

seguido de mais 2 registos durante a VM ou a tosse. Se for detectada uma tempestade de microbolhas durante qualquer um dos registos, o estudo é positivo e está concluído.

Efetuar cada execução da seguinte forma;

Tempo 0-3 segundos injetar 10 ml de soro fisiológico agitado*. Iniciar o cronómetro: > Tempo 5 segundos pedir ao doente para realizar uma manobra de VM/tosse durante 5 segundos (apenas para os registos 2 e 3)

➢ Tempo 3-40 correr o registador e observar/ouvir as microbolhas. Se forem observadas microbolhas, o registo é positivo e completo

➢ Tempo de 120 segundos se não houver MBs, a execução é negativa e completa.

7.	Remover o venflon e vestir o local da cânula. Ofereça ao paciente um tecido para limpar o gel do local do ultrassom.

8.	Imprimir e guardar o relatório.

*A solução salina agitada consiste em 10 ml de solução salina normal estéril empurrada vigorosamente para a frente e para trás entre as duas seringas de 10 ml cerca de 10 vezes. Um pouco de ar ou sangue ajuda a formação de microbolhas, mas não deve ser injetado ar visível.

As fotografias que se seguem foram todas tiradas com o conhecimento do doente e com o seu consentimento assinado:

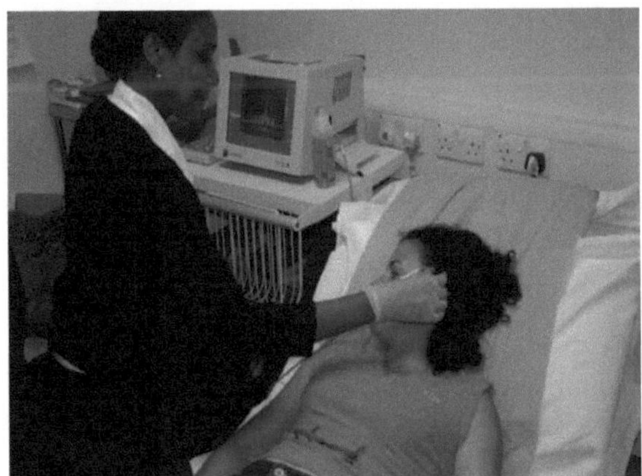

Figura 1 Localização da artéria cerebral média utilizando um meio de acoplamento acústico e uma sonda de ultra-sons para localizar a artéria.

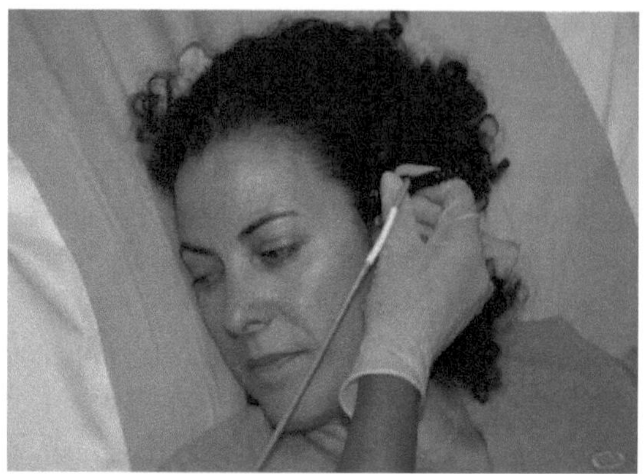

Figura 2 Localização da artéria cerebral média e garantia de que os sinais se mantêm estáveis durante a VM ou a tosse.

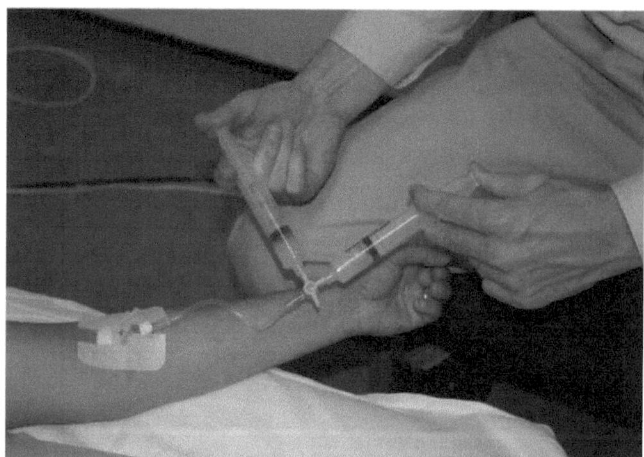

Figura 3 Solução salina agitada empurrada vigorosamente para a frente e para trás entre as duas seringas de 10 ml cerca de 10 vezes. Não deve ser injetado ar visível.

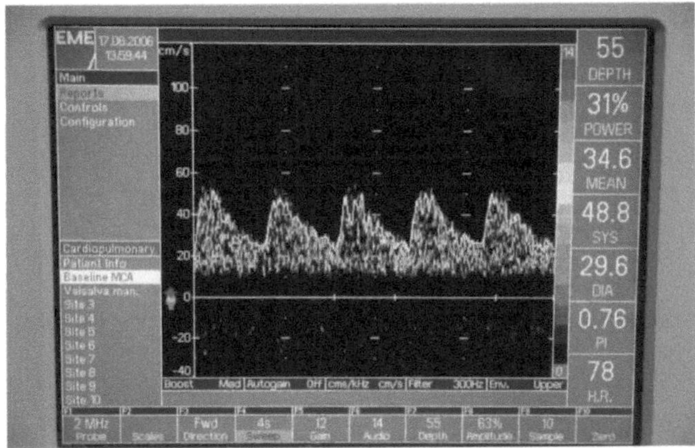

Figura 4 Estudo de derivação Doppler transcraniano registando o fluxo da artéria cerebral média através do crânio antes da injeção intravenosa de microbolhas.

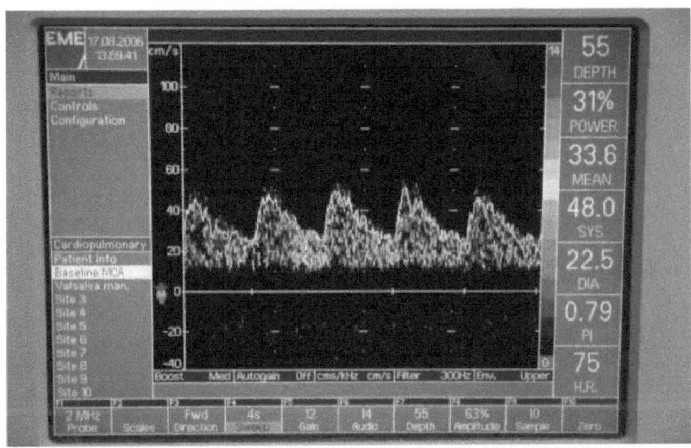

Figura 5 Leituras de Doppler transcraniano da artéria cerebral média durante a manobra de valsalva. As leituras mantiveram-se estáveis para que o procedimento prosseguisse.
>;

A doente apresentada nas fotografias não fez parte do presente estudo, mas foi-lhe diagnosticada uma embolia paradoxal devido a um PFO.

Com base no estudo prospetivo, apenas cinco dos 15 doentes estavam disponíveis para o procedimento, três dos 15 já tinham sido submetidos a um encerramento percutâneo do FOP e, infelizmente, sete não estavam disponíveis.

Os resultados do procedimento foram escritos num formato como o apresentado abaixo.

APELIDO

DATA DE NASCIMENTO

HOSPITAL

NÚMERO

NOME PRÓPRIO

CONSULTOR EM MATÉRIA

DE GÉNERO

Doppler transcraniano para derivação cardiopulmonar direita-esquerda

DATA DO ESTUDO

INDICAÇÃO

CONCLUSÕES

Resposta de base a 0
soro fisiológico agitado
Valsalva 1 resposta para 0
soro fisiológico agitado
Valsalva 2 resposta a 0
solução salina agitada
0= não 1 = 1 - 20 2 = >20 não 3 = >20
chuveiro de microbolhas   com

duche

CONCLUSÃO

5. RESULTADOS

Estudo retrospetivo

Os resultados obtidos a partir das notas dos 71 pacientes foram tratados estatisticamente.

Os resultados foram agrupados sob a forma de quadros, que são os seguintes

Table 1 Género

Género

44 eram do sexo masculino e 27 dos 71 pacientes eram do sexo feminino.

		Frequency	Percent
	Male	44	62.0
Valid	Female	27	38.0
	Total	71	100.0

Table 2 Idade

Estatísticas

age1

N	Valid	70
	Missing	1
Mean		65.10
Minimum		2
Maximum		96

A faixa etária era de 2 a 96 anos, sendo a idade média de 65,1 anos

Table 3 Ocupação

Ocupação

		Frequency	Percent
Valid	Chef	*1*	*1.4*
	Child!	*1*	*1.4*
	Ex-Royal Artillery man	*1*	*1.4*
	Long distance lorry driver	*1*	*1.4*
	N/D	*53*	*74.6*
	P/T work	*1*	*1.4*
	Previous ticket office worker	*1*	*1.4*
	Retired	*10*	*14.1*
	Scuber diver - now jobless	*1*	*1.4*
	Unemployed	*1*	*1.4*
	Total	*71*	*100.0*

Não foi possível tirar conclusões sobre a importância da profissão na prevalência de embolia arterial a partir destes dados, uma vez que a profissão de muitos doentes não foi registada nas notas. Apenas um era mergulhador, o que é relevante para este estudo, uma vez que um PFO, se presente, permitiria a passagem de bolhas de ar para a circulação arterial, o que criaria complicações.

Table 4   Localização da embolia arterial / dor

Localização da embolia arterial/dor

		Frequency	Percent
Valid	Brain (stroke)	1	1.4
	Arm	5	7.0
	Leg	36	50.7
	Foot/heel	9	12.7
	Leg + foot	3	4.2
	Plapitations/chest pain/SOB	2	2.8
	Hip/leg/abdo	1	1.4
	Peripheral vascular disease + transient cerebral ischemia	1	1.4
	Peripheral vascular disease/Intermittent claudication	1	1.4
	Intermittent claudication/occluded eight superficial femoral artery	1	1.4
	Peripheral vascular disease/hypertension	1	1.4
	Buttocks	1	1.4
	Access related problem	1	1.4
	Recurrent cough, hoarseness of voice, AAA	1	1.4
	Respiratory infection	1	1.4
	Clotted fistula	1	1.4
	Intermittent claudication	1	1.4
	Difficulty walking	1	1.4
	Peripheral vascular disease	1	1.4
	Leg + arm	2	2.8
	Total	71	100.0

A frequência foi mais elevada para a presença de uma embolia na perna (36 doentes, pouco mais de metade da amostra). Os membros inferiores apresentam uma maior incidência de embolia arterial do que os restantes membros. A razão para este facto é provavelmente o facto de metade do débito cardíaco ir para as pernas.

Table 5 Início dos sintomas

Qual foi o início dos sintomas

		Frequency	Percent
	Sudden	21	29.6
Valid	Gradual	50	70.4
	Total	71	100.0

70,4 % dos doentes tiveram um início gradual em comparação com 29,6 % dos doentes que tiveram um início súbito dos sintomas.

Table 6 Duração das queixas

Há quanto tempo é que o doente tem estas queixas

		Frequency	Percent
	Days	13	18.3
	Weeks	14	19.7
	Months	41	57.7
Valid	N/D	2	2.8
	Years	1	1.4
	Total	71	100.0

A duração dos sintomas variava; foram encontrados dias em 13 doentes que sofriam há menos de uma semana, 14 entre uma semana e um mês e 41 há mais de um mês. 2 doentes não estavam documentados.

Table 7 Frequência dos sintomas

Foi recorrente

		Frequency	Percent
	Yes	45	63.4
Valid	No	24	33.8
	N/A	2	2.8
	Total	71	100.0

Uma percentagem mais elevada dos doentes teve uma recorrência dos sinais e sintomas e cerca de 34% não teve qualquer recorrência após o tratamento administrado.

Table 8 Causa da embolia

A reclamação ocorreu devido a

		Frequency	Percent
Valid	Coughing	1	1.4
	Exercise/walking	7	9.9
	Not asked/Not documented	32	45.1
	None / N/A	29	40.8
	Elevation	1	1.4
	Stopped Warfarin 3/52 ago	1	1.4
	Total	71	100.0

Infelizmente, cerca de 85% dos registos não continham informação sobre a causa do êmbolo; os restantes 15% estavam associados a tosse, exercício/caminhada, elevação da perna e cessação da anticoagulação.

Table 9 Imobilização

Qualquer fator predisponente de TVP - imobilização

		Frequency	Percent
Valid	Yes	12	16.9
	No	52	73.2
	Not asked or N/D	4	5.6
	N/A	3	4.2
	Total	71	100.0

12 foram imobilizados, o que levou a uma TVP.

Table 10 Gravidez

Qualquer fator predisponente de TVP - gravidez

		Frequency	Percent
Valid	No	63	88.7
	Not asked or N/D	5	7.0
	N/A	3	4.2
	Total	71	100.0

Nenhuma das mulheres dos 71 pacientes estava grávida.

Table 11 Cirurgia recente

Qualquer fator predisponente de TVP - cirurgia recente

		Frequency	Percent
	Yes	16	22.5
	No	47	66.2
Valid	Not asked or N/D	6	8.5
	N/A	2	2.8
	Total	71	100.0

A cirurgia recente desempenha um papel importante na formação de uma TVP e verificámos que 16 doentes foram afectados pela mesma.

Table 12 Estado de hipercoagulabilidade

Qualquer fator predisponente de TVP - estado de hipercoagulabilidade

		Frequency	Percent
	Yes	14	19.7
	No	50	70.4
Valid	Not asked or N/D	5	7.0
	N/A	2	2.8
	Total	71	100.0

Cerca de 20% tinham a hipercoaguabilidade como fator predisponente da TVP.

Tabela 13 TVP anterior

Qualquer fator predisponente de TVP - TVP anterior

		Frequency	Percent
	Yes	10	14.1
	No	53	74.6
Valid	Not asked or N/D	6	8.5
	N/A	2	2.8
	Total	71	100.0

A TVP, como sabemos, tem uma elevada taxa de recorrência e, no presente estudo, dez doentes tiveram uma recorrência.

Table 14   Outros factores predisponentes de uma TVP

Qualquer fator predisponente de TVP - outros

		Frequency	Percent
	Yes	20	28.2
	No	43	60.6
Valid	Not asked or N/D	6	8.5
	N/A	2	2.8
	Total	71	100.0

No outro grupo, encontramos 20 pacientes afectados.

Resumindo as causas e a análise estatística dos factores predisponentes da TVP; os factores predisponentes tidos em consideração foram a imobilização, gravidez, cirurgia recente, estado de hipercoagulabilidade, TVP prévia, outros.

Nenhuma das doentes se encontrava grávida, o que não é surpreendente tendo em conta a média de idades elevada e a preponderância do sexo masculino na amostra, tendo-se verificado uma maior frequência em doentes submetidas a cirurgia recente e com outros factores predisponentes. Cerca de 20% tinham como fator a hipercoagubilidade e cerca de 14% dos doentes tinham TVP prévia ou estavam imobilizados.

Em suma, 53 doentes (75%) tinham um fator de predisposição para a TVP.

Table 15   Anomalias congénitas

Qualquer anomalia congénita desde a infância

		Frequency	Percent
	No	11	15.5
	Not asked	28	39.4
Valid	Not noted	19	26.8
	N/A	13	18.3
	Total	71	100.0

Estatisticamente, de acordo com a tabela acima, o número real de doentes que não apresentavam qualquer anomalia congénita era de onze, enquanto os restantes não tinham dados documentados para análise.

Table 16 Procedimentos neurológicos

qualquer procedimento neurológico efectuado na infância

		Frequency	Percent
	Yes	2	2.8
	No	13	18.3
Valid	Not asked	28	39.4
	Not noted	16	22.5
	N/A	12	16.9
	Total	71	100.0

Não havia nenhum doente no grupo com anomalia congénita e apenas 2 doentes tinham sido submetidos a um procedimento na infância, embora a maioria não tivesse dados em papel.

Table 17 Perturbações hemorrágicas

Qualquer antecedente médico significativo - doença hemorrágica

		Frequency	Percent
	Yes	2	2.8
	No	64	90.1
Valid	Not asked/not documented	4	5.6
	N/A	1	1.4
	Total	71	100.0

Apenas dois doentes deste grupo tinham uma doença hemorrágica.

Table 18 Doença hepática

Qualquer antecedente médico significativo - doença hepática

		Frequency	Percent
	Yes	2	2.8
	No	64	90.1
Valid	Not asked/not documented	4	5.6
	N/A	1	1.4
	Total	71	100.0

Embora 40% dos 71 doentes consumissem álcool, apenas dois sofriam de doença hepática.

Table 19 Acidente vascular cerebral anterior

Qualquer antecedente médico significativo - AVC anterior

		Frequency	Percent
Valid	Yes	5	7.0
	No	61	85.9
	Not asked/not documented	4	5.6
	N/A	1	1.4
	Total	71	100.0

Como já foi referido anteriormente sobre o risco de um ataque isquémico transitório ou de um AVC associado a um FOP, encontrámos cinco doentes que tinham sofrido um ataque anterior e, destes cinco doentes, um era suspeito de ter um FOP. O teste de agitação com soro fisiológico deste doente foi negativo.

Table 20 Diabetes Mellitus

Qualquer história médica anterior significativa - diabetes mellitus

		Frequency	Percent
Valid	Yes	15	21.1
	No	52	73.2
	Not asked/not documented	3	4.2
	N/A	1	1.4
	Total	71	100.0

Este facto reflecte a elevada percentagem de doentes que sofrem de diabetes.

Table 21 Outros antecedentes médicos

Qualquer história médica anterior significativa - outros

		Frequency	Percent
Valid	Yes	52	73.2
	No	17	23.9
	Not asked/not documented	1	1.4
	N/A	1	1.4
	Total	71	100.0

73% dos doentes tinham um historial médico significativo.

No que diz respeito a antecedentes médicos significativos, cerca de 21% dos doentes tinham antecedentes de Diabetes mellitus e 7% tinham tido um AVC. As doenças hemorrágicas e hepáticas eram mínimas, sendo inferiores a 5%. A maioria dos doentes pertencia ao grupo "outros" dos antecedentes médicos.

Table 22 Fumar

História de tabagismo

		Frequency	Percent
Valid	Yes	*48*	*67.6*
	No	*17*	*23.9*
	Not asked	*1*	*1.4*
	N/D	*5*	*7.0*
	Total	*71*	*100.0*

A nicotina predispõe à TVP. 67,6% dos doentes selecionados eram fumadores.

Table 23 Frequência do consumo de tabaco

Em caso afirmativo, quantos

		Frequency	Percent
Valid	>20/day	*1*	*1.4*
	1/day	*1*	*1.4*
	10-20/day 53 yrs	*1*	*1.4*
	10/day for 20 yrs	*1*	*1.4*
	15/day for 35 yrs	*1*	*1.4*
	2 ounces/month	*1*	*1.4*
	20-30/day for 20 yrs	*1*	*1.4*
	20/day	*8*	*11.3*
	3/day for 10yrs	*1*	*1.4*
	3/day since surgery	*1*	*1.4*
	30 yrs 30-40/day	*1*	*1.4*
	40/day	*1*	*1.4*
	40/day yrs	*1*	*1.4*
	5/day	*2*	*2.8*
	56g tobacco/weed for past 10 yrs	*1*	*1.4*
	Ex - 1993	*1*	*1.4*
	ex - 20/day stopped 20 yrs ago	*1*	*1.4*
	Ex	*3*	*4.2*
	Ex >20 yrs	*1*	*1.4*
	Ex 25 yrs ago	*1*	*1.4*
	Ex 8/day	*1*	*1.4*
	Ex smoker	*3*	*4.2*
	Ex smoker 20/day for 30 yrs	*1*	*1.4*
	Ex smoker 40/d	*1*	*1.4*
	N/A	*17*	*23.9*
	N/D	*2*	*2.8*
	Not noted	*14*	*19.7*
	Pack/day 20 yrs	*1*	*1.4*
	Roll ups	*1*	*1.4*
	Total	*71*	*100.0*

A partir da história pormenorizada da quantidade de tabaco fumado, o número mais proeminente que surgiu foi o dos fumadores que fumavam 20 cigarros por dia, que eram oito. Dois dos fumadores dos 71 doentes fumavam cinco cigarros por dia, enquanto 9 eram ex-fumadores e os restantes tinham frequências variáveis da quantidade de nicotina que fumavam, tal como mencionado no quadro acima.

Table 24 Consumo de álcool

Historial de consumo de álcool

		Frequency	Percent
	Yes	27	38.0
	No	34	47.9
Valid	Not asked	3	4.2
	Not noted	7	9.9
	Total	71	100.0

O álcool tem um efeito variável na árvore vascular consoante a dose. Verificou-se que 27 consumiram álcool.

Table 25 Frequência do consumo de álcool

И sim, pormenores

		Frequency	Percent
	10 pints/wk	1	1.4
	2/3 cans larger/day	1	1.4
	4-5 litres/day	1	1.4
	5/6 cans of larger/day	1	1.4
	Alcoholic drinker	1	1.4
	Binge	1	1.4
	Ex drinker	1	1.4
	N/A	41	57.7
Valid	N/D	1	1.4
	Not noted	7	9.9
	Occassionaly	12	16.9
	Rarely	1	1.4
	Usually heavy drinking	1	1.4
	Wk + evening	1	1.4
	Total	71	100.0

Dos 27 que consumiam álcool, 12 bebiam ocasionalmente, embora apenas alguns fossem consumidores intensivos.

Em termos percentuais, 67,6% eram fumadores e cerca de 38% bebiam álcool.

Table 26 História familiar

Será que o mesmo problema existe na família?

		Frequency	Percent
Valid	Yes	9	12.7
	No	25	35.2
	Not asked	15	21.1
	Not noted	12	16.9
	N/A	10	14.1
	Total	71	100.0

Apenas 9 doentes tinham uma história familiar positiva.

Table 27 Sinais positivos

Qualquer resultado positivo ao exame

		Frequency	Percent
Valid	Yes	60	84.5
	No	3	4.2
	Not documented	6	8.5
	N/A	2	2.8
	Total	71	100.0

84,5 % apresentaram uma coloração positiva ao exame.

Table 28 Rastreio do estado de hipercoagulabilidade

Qualquer investigação efectuada para detetar um estado de hipercoagulabilidade

		Frequency	Percent
Valid	Yes	41	57.7
	No	23	32.4
	Not asked	1	1.4
	N/D	5	7.0
	N/A	1	1.4
	Total	71	100.0

57,7% dos doentes foram submetidos a uma investigação de um estado hipercoagulável, enquanto 32,4% dos doentes não o foram.

Table 29 Excluindo TVP

Qualquer investigação efectuada para excluir a TVP

		Frequency	Percent
Valid	Yes	32	45.1
	No	28	39.4
	Not asked	1	1.4
	Not noted	7	9.9
	N/A	3	4.2
	Total	71	100.0

32 pacientes foram submetidos a uma investigação para excluir a TVP

Table 30 Tempo de duração do rastreio da TVP

Em caso afirmativo, quando foi efectuado

		Frequency	Percent
Valid	Within 7 days	17	23.9
	Between 8-10 days	3	4.2
	After 10 days	5	7.0
	N/A	31	43.7
	Not noted	15	21.1
	Total	71	100.0

32 doentes que foram submetidos a uma investigação para excluir a TVP e era importante saber quando é que o teste foi efectuado. 23,9% dos doentes fizeram-no no prazo de 7 dias, o que constitui uma parte importante do estudo. Dois doentes fizeram-no entre 8-10 dias e 5 após 10 dias.

Quadro 31 Técnicas de imagiologia

Que técnica de imagiologia foi utilizada

		Frequency	Percent
Valid	Tran cranial doppler U/S	5	7.0
	Tran's oesophageal ECHO (TEE)	6	8.5
	N/D / none	9	12.7
	Other	3	4.2
	Tran cranial doppler U/S + other	2	2.8
	MRI, TEE, TEE with agitated saline	1	1.4
	Duplex	4	5.6
	Angiogram/Angioplasty	12	16.9
	Echocardiogram	4	5.6
	ECG	2	2.8
	Arterial duplex scan + angiogram	2	2.8
	Multiple	2	2.8
	Doppler + Tran's oesophageal	1	1.4
	MRI + TEE	1	1.4
	ECHO + angioplasty	2	2.8
	B/L veinogram	1	1.4
	ECG, Angio, Duplex	1	1.4
	CT, MRI + TEE	1	1.4
	Multiple!	2	2.8
	Doppler, TEE + TEE with saline	1	1.4
	Angiogram + CT	1	1.4
	CT, Duplex and ECHO	1	1.4
	Ultrasound + doppler	1	1.4
	Doppler + angiogram	1	1.4
	TEE + Duplex	1	1.4
	Duplex, Angiogram, CT scan + TEE	1	1.4
	Angiogram, TEE + ECHO	1	1.4
	None	1	1.4
	Duplex, TTE + TOE	1	1.4
	Total	71	100.0

A maioria foi submetida a um angiograma ou a uma angioplastia. O Doppler transcraniano, o duplex e o ecocardiograma tiveram a mesma percentagem individual de frequência do exame efectuado. 9 % dos doentes realizaram uma TOE.

Cerca de 4 % dos doentes efectuaram individualmente um Doppler transcraniano, um ECG, um duplex scan arterial ou um angiograma. Enquanto que a RM, ETE, ETE com soro fisiológico agitado, Doppler + Transoesofágico, RM + ETE, ECO + angioplastia, B/L veinograma, ECG, Angiograma, Duplex, TC, RM + ETE, Doppler, ETE + ETE com soro fisiológico e Angiograma + TC.

Table 32 Modalidades de tratamento

Que modalidades foram utilizadas para tratar o doente

		Frequency	Percent
	Medical treatment	21	29.6
	Surgical treatment	35	49.3
Valid	No treatment documented	3	4.2
	Both	12	16.9
	Total	71	100.0

Table 33 Mortalidade

O doente sobreviveu após o tratamento

		Frequency	Percent
	Yes	60	84.5
Valid	No	1	1.4
	N/D	10	14.1
	Total	71	100.0

Em termos de tratamento, 50% receberam tratamento cirúrgico, 30% tratamento médico e 17% receberam ambas as modalidades. Foi registada apenas uma morte após o tratamento administrado.

Resultados do estudo prospetivo

Dos 71 doentes incluídos no estudo com embolia arterial periférica, 15 foram selecionados ou presumivelmente portadores de um shunt direita-esquerda e foram levados para uma clínica especial organizada para testar se tinham o mesmo. O resultado do teste da solução salina agitada, que foi efectuado em cinco destes doentes, é mencionado abaixo:

Table 34 Teste de agitação com soro fisiológico

Teste salino agitado efectuado

		Frequency	Percent
	Yes - result negative	15	21.1
Valid	No	56	78.9
	Total	71	100.0

Os testes com soro fisiológico agitado utilizando o Doppler transcraniano foram efectuados no Royal London Hospital em duas ocasiões.

Dos 12 pacientes, apenas cinco estavam disponíveis para o teste.

Foi obtido o consentimento e explicado o procedimento, foram tomadas todas as medidas de assepsia e o teste foi efectuado.

Todos os cinco testes foram negativos e não foram encontrados desvios da direita para a esquerda.

O formato do relatório

APELIDO
DATA DE NASCIMENTO
HOSPITAL
NÚMERO

NOME PRÓPRIO

CONSULTOR EM MATÉRIA DE GÉNERO

DOPPLER TRANSCRANIANO PARA DERIVAÇÃO CARDIOPULMONAR DIREITA-ESQUERDA

DATA DO ESTUDO

INDICAÇÃO

CONCLUSÕES

IMAGIOLOGIA DA ARTÉRIA CEREBRAL MÉDIA
Resposta de base a 0
solução salina agitada
Valsalva 1 resposta para 0
solução salina agitada
Valsalva 2 resposta a 0
solução salina agitada
0= não 1 = 1 - 20 2 = >20 não 3 = >20
chuveiro de microbolhas   com

duche

CONCLUSÃO

Seguem-se os relatórios dos 5 pacientes que foram submetidos ao procedimento:

Relatório para o doente número 1

APELIDO   1.   NOME PRÓPRIO   Feminino
DATA DE NASCIMENTO
HOSPITAL   25/05/1951   CONSULTOR EM
NÚMERO   MATÉRIA DE GÉNERO

Doppler transcraniano para derivação cardiopulmonar direita-esquerda

DATA DO ESTUDO   14th junho de 2006

INDICAÇÃO   Suspeita de forame oval patente

CONCLUSÕES   IMAGIOLOGIA DA ARTÉRIA CEREBRAL MÉDIA
                        Resposta de base a 0
                        soro fisiológico agitado
                        Valsalva 1 resposta para 0
                        solução salina agitada
                        Valsalva 2 resposta a 0
                        solução salina agitada
                        0= não 1 = 1 - 20 2 = >20 não 3 = >20
                        chuveiro de microbolhas   com
                                                            duche

CONCLUSÃO   NEGATIVO PARA SHUNT CARDIOPULMONAR DIREITA-ESQUERDA.

Relatório do doente número 2

<table>
<tr><td>

APELIDO
DATA DE NASCIMENTO
HOSPITAL
NÚMERO
</td><td>

2.
25/05/1951
</td><td>

NOME PRÓPRIO
CONSULTOR EM
MATÉRIA DE GÉNERO
</td><td>

Masculino
</td></tr>
</table>

Doppler transcraniano para derivação cardiopulmonar direita-esquerda

DATA DO ESTUDO   28th junho de 2006

INDICAÇÃO   Suspeita de shunt da direita para a esquerda.

CONCLUSÕES   IMAGIOLOGIA DA ARTÉRIA CEREBRAL MÉDIA
Resposta de base a 0
solução salina agitada
Valsalva 1 resposta para 0
solução salina agitada
Valsalva 2 resposta a 0
solução salina agitada
0= não 1 = 1 - 20 2 = >20 não 3 = >20
chuveiro de microbolhas   com
duche

CONCLUSÃO   NEGATIVO PARA SHUNT CARDIOPULMONAR DIREITA-ESQUERDA.

Relatório do doente número 3

<table>
<tr><td>APELIDO</td><td>3.</td><td>NOME PRÓPRIO</td><td>Feminino</td></tr>
<tr><td>DATA DE NASCIMENTO</td><td>03/12/1961</td><td>CONSULTOR EM</td><td></td></tr>
<tr><td>HOSPITAL</td><td></td><td>MATÉRIA DE GÉNERO</td><td></td></tr>
<tr><td>NÚMERO</td><td></td><td></td><td></td></tr>
</table>

Doppler transcraniano para derivação cardiopulmonar direita-esquerda

DATA DO ESTUDO 14th junho de 2006

INDICAÇÃO AVC pós-parto , braquial esquerda anterior embolectomia

CONCLUSÕES IMAGIOLOGIA DA ARTÉRIA CEREBRAL MÉDIA
Resposta de base a 0
solução salina agitada
Valsalva 1 resposta para 0
solução salina agitada
Valsalva 2 resposta a 0
solução salina agitada
0= não 1 = 1 - 20 2 = >20 não 3 = >20
chuveiro de microbolhas com
duche

CONCLUSÃO NEGATIVO PARA SHUNT CARDIOPULMONAR DIREITA-ESQUERDA.

Relatório do doente número 4

APELIDO	4.	**NOME PRÓPRIO**	Masculino
DATA DE NASCIMENTO	14/05/1944	**CONSULTOR EM**	
HOSPITAL			
NÚMERO	(Royal London)	**MATÉRIA DE GÉNERO**	

Doppler transcraniano para derivação cardiopulmonar direita-esquerda

DATA DO ESTUDO 14th junho de 2006

INDICAÇÃO TVP

CONCLUSÕES IMAGIOLOGIA DA ARTÉRIA CEREBRAL MÉDIA
Resposta de base a 0
soro fisiológico agitado
Valsalva 1 resposta para 0
soro fisiológico agitado
Valsalva 2 resposta a 0
soro fisiológico agitado
0= não 1 = 1 - 20 2 = >20 não 3 = >20
chuveiro de microbolhas   com
duche

CONCLUSÃO NEGATIVO PARA SHUNT CARDIOPULMONAR DIREITA-ESQUERDA.

Relatório do doente número 5

APELIDO   5.   NOME PRÓPRIO   Feminino

DATA DE NASCIMENTO   25/04/1940   CONSULTOR EM   Sr. Cross

HOSPITAL

MATÉRIA DE GÉNERO

NÚMERO

Doppler transcraniano para derivação cardiopulmonar direita-esquerda

DATA DO ESTUDO   14th junho de 2006

INDICAÇÃO   Síndrome de Bachet

CONCLUSÕES   IMAGIOLOGIA DA ARTÉRIA CEREBRAL MÉDIA
Resposta de base a 0
solução salina agitada
Valsalva 1 resposta para 0
solução salina agitada
Valsalva 2 resposta a 0
solução salina agitada
0= não 1 = 1 - 20 2 = >20 não 3 = >20
chuveiro de microbolhas   com

                     duche

CONCLUSÃO   NEGATIVO PARA SHUNT CARDIOPULMONAR DIREITA-ESQUERDA.

Nenhum dos doentes testados tinha um shunt direita-esquerda. Presumiu-se que, apesar de se ter atingido a percentagem de 25-30% na população em geral que tem um FOP, poderíamos não ter detectado doentes que efetivamente o tinham, com base no pequeno número deste estudo. Por conseguinte, um estudo prospetivo maior seria benéfico mais tarde para se chegar a um resultado mais fiável.

O estudo retrospetivo espelha os factores de risco para a doença vascular e os resultados são compatíveis com estudos semelhantes de maior dimensão na literatura 73,74.

6. DISCUSSÃO

O presente estudo demonstrou que o FOP pode não ser uma causa principal ou direta de embolia paradoxal, apesar de existirem evidências diretas, que remontam a 1877, de que tal poderia ser o caso.[40, 41]

Muitos estudos mostram que existe uma elevada prevalência de FOP presente em aproximadamente um quarto da população em geral.[42, 43] . A idade não desempenha um papel importante na formação de um êmbolo e não é um preditor de FOP em doentes com eventos isquémicos cerebrais.[5.] No presente estudo, a idade média foi de 65,1 anos e em nenhum deles foi encontrado um FOP (RLS). Os três doentes que analisámos e que já tinham sido submetidos a encerramento de FOP tinham todos menos de 55 anos de idade. Também existem estudos que demonstram que a ASA e o FOP são frequentemente observados com eventos isquémicos cerebrais, especialmente em doentes com menos de 55 anos de idade .[44, 45]

A embolia paradoxal através de um FOP é uma causa reconhecida de AVC (criptogénico/transitório)[46, 47] . No nosso pequeno estudo, muito poucos doentes tinham sofrido um AVC corretamente diagnosticado. Num estudo recente realizado no Minnesota, EUA,[48] , concluiu-se que "o forame oval patente não é um fator de risco para AVC isquémico criptogénico ou ataque isquémico transitório na população em geral".

Um mergulhador profissional foi incluído no nosso estudo, embora não apresentasse quaisquer sinais de FOP. Existem estudos que demonstram que o PFO aumenta o risco de doença descompressiva até 5 vezes devido ao aumento da pressão intratorácica.[49, 50, 51] . Estes indivíduos devem minimizar a carga de azoto tecidular durante os mergulhos ou, se tal não for possível, devem deixar de mergulhar .[51]

Um êmbolo pode ser encontrado em qualquer ponto da árvore circulatória, mas metade dos doentes do presente estudo tinha um êmbolo na perna.
Uma percentagem elevada (63,4%) de doentes apresentou recorrência dos sintomas, o que sugere a necessidade de exames regulares e de tratamento definitivo, quer médico quer cirúrgico.

Muitos tinham factores predisponentes para TVP, tais como imunização, estado de hipercoagulabilidade ou cirurgia recente. Presume-se que o mecanismo dos eventos isquémicos sistémicos relacionados com o PFO seja a embolização paradoxal de fragmentos tromboembólicos provenientes da árvore venosa[40] . Assim, a embolia paradoxal pode constituir um risco de TVP.

A trombose venosa profunda foi detectada em cerca de 10% dos doentes com FOP como único fator de risco cardíaco identificável, tendo sido sugerida a realização de flebografia em doentes com shunts interauriculares médios ou grandes, caso se suspeite de embolia paradoxal[52.] Foi também registado num estudo que cerca de 30% dos doentes com AVC desenvolvem subsequentemente uma TVP secundária ao AVC[53] , mas o mecanismo nestes casos está presumivelmente relacionado com a estase após a paralisia.

No presente estudo, verificou-se que 67,6% dos nossos doentes eram fumadores e cerca de 40% dos doentes eram alcoólicos.

O tabagismo, a diabetes mellitus e uma história familiar positiva são todos factores de risco moderados para o tromboembolismo venoso[54] . Um achado positivo dos sinais de membro pós-flebítico é frequentemente encontrado ao exame e, neste caso, 84,5% dos nossos doentes apresentavam-no. Devem ser efectuados exames para deteção de trombofilia e, no nosso estudo retrospetivo de 71 doentes, verificámos que apenas metade dos doentes tinha sido submetida a este exame.

Tem havido muito debate sobre a investigação ideal para excluir um PFO ou outro shunt direita-esquerda. O eco transesofágico com contraste, uma técnica semi-invasiva, tem sido considerado como o padrão de ouro para a deteção de FOP55, [56,57].

Neste estudo, 9% dos doentes foram submetidos a TOE. A RMN, o ETT e o TOE com teste de agitação salina foram efectuados apenas num doente. O Doppler + ETE também foram efectuados num doente.

Doppler, ETT + ETE com contraste salino agitado foram efectuados em apenas um doente. Estudos recentes demonstram que o ETTc com imagem de segundo harmónico e a ETOc são equivalentes em termos de sensibilidade.[57, 58,59] . O mesmo estudo demonstrou que a ETTc não foi perfeita para o diagnóstico, uma vez que é utilizada sedação, dificultando a manobra de valsalva[18] ; que é uma técnica segura e útil para detetar a presença de FOP [60].

O doppler transcraniano com contraste (c-TCD) revelou-se muito sensível na deteção de uma SPI[57, 61] e, quando comparado com a c-TOE, a sua sensibilidade parece ser elevada[57, 62, 63] . No presente estudo, encontrámos cerca de 7% de doentes que realizaram uma DTC e foram selecionados 12 doentes para a realização de DTC com soro fisiológico. Um estudo demonstrou que era tão sensível como a c-TOE. .[64, 65]

Isto significa que existe uma possibilidade significativa de aparecerem resultados falsos positivos com a técnica de DTC[18] . O Doppler transcraniano aumentado por ultra-sons em modo M de potência é uma nova tecnologia que permite melhores caraterísticas de visualização e aumenta a sensibilidade a êmbolos de bolhas de contraste em relação ao exame TCD unilateral. .[65, 66, 67]

Dos 71 doentes do estudo retrospetivo, um quarto foi tratado medicamente e metade foi tratado cirurgicamente, enquanto 16,9% receberam ambas as formas de tratamento. Um doente morreu antes do início do tratamento.

O encerramento percutâneo do FOP com aneurisma do septo atrial (ASA) é um procedimento minimamente invasivo, seguro, eficaz na prevenção de acidentes vasculares cerebrais recorrentes, evitando anticoagulantes para toda a vida e também cura a enxaqueca em certa medida. .[68, 69]

7. CONCLUSÕES

Aparentemente, existe uma incidência de PFO (shunt direita-esquerda) em doentes com embolia arterial periférica, mas o nosso estudo mostra que não pode ser uma causa importante de embolia arterial periférica não diagnosticada.

Os nossos resultados estão de acordo com a incidência aceite de FOP numa percentagem estimada de 25-30%[70, 71, 72] na população em geral.

Os fumadores do sexo masculino têm provavelmente uma maior incidência de embolia paradoxal nos membros inferiores com factores de predisposição que levam a uma TVP.

8. PROPOSTAS FUTURAS

A conclusão do estudo foi um resultado negativo; o FOP pode não ser uma causa importante de embolia arterial paradoxal não diagnosticada; a incidência de FOP nos nossos doentes foi a mesma que na população em geral.

Qualquer estudo futuro seria um pequeno estudo prospetivo, que investigaria todos os doentes com embolia arterial que frequentam um departamento de A & E por shunt direita-esquerda. Para que este estudo seja significativo, seria necessário recrutar vários hospitais.

Referências

1. S.G. Fransson. O mistério de Botallo, Clin Cardiol 22(1999):434- 436 .

2. Sandy Shah, Daniel Shindler, Facc et al, Patent Foramen Ovale- Current concepts, New Jersey Medicine , junho de 2002, 99(6):25-26

3. Tushar Chatterjee, Michael Petzsch, Huseyin Ince et al , Interventional Closure with Amplatzer PFO occluder of patent foramen ovale in patient with Paradoxical cereberal embolism; Journal of interventional Radiology, Vol 18, No. 3. 2005: 137-179.

4. Asif Hasan, Anjum, parvez, Mr Ajmal et al Significado clínico JIACM Dez 2004, 5(4):339-44

5. P.H. Lechat et al. 'Prevalence of Patent Foramen Ovale in patient with stroke," N Engl. J Med 318(1988):1148-1152.

6. M. W. Webster et al 'patent Foramen Ovale in Young Stroke Patients," Lancet 2(1988): 11-12

7. D. Ranoux et al. 'Patent Foramen Ovale: O Acidente Vascular Cerebral é Devido a Embolia Paradoxal? Acidente Vascular Cerebral 24(1993):31-34

8. J.L. Mas e M. Zuber. " Recurrent Cerebrovascular Events in patient with patent foramen ovale, Arterial septal aneurysm, or both and cryptogenic Stroke or Transient Ischemic Attack. Am Heart J130(1995):1083-1088.

9. J. Bogousslavsky et al. "Stroke Recurrence in patients with patent foramen ovale: The Lusanne Study," Neurology 46(1996):1301-1305.

10. B. Cujec, R. Mainra, e D.H.Johnson. " Prevention of Recurrent cereberal ischemic events in patients with patent foramen ovale and cryptogenic Strokes or Transient Ischemic Attacks. Can J Cardiol 15, no.1 (1999):57-64.

11. D. Stone et al. Patent Foramen Ovale: Association between the degree of shunt by contrast Transesophageal Echocardiography and the Risk of future Ischemic Neurologic events. Am Heart J 131 (1996)158-161

12. Lynch JJ, Schuchard GH, Gross CM, Wann LS. Prevalência de shunting atrial direito-esquerdo numa população saudável: deteção por ecocardiografia com contraste da manobra de Valsalva. Am J Cardiol. 1984; 53: 14781480.

13. Meissner I, Whisnant JP, Khandhena BK, et al. Prevalência de potenciais factores de risco de AVC avaliados por ecocardiografia transesofágica e ultrassonografia da carótida: o estudo SPARC: (Stroke prevention:

Assessment of risk in a community). Mayo clin Proc. 1999; 74:862-869

14. Lethen H, Flachskampf FA, Schneider R, et al, Frequência de trombose venosa profunda em pacientes com forame oval patente e ataque isquémico. Am J Cardiol. (1997): 1066-1069.

15. Vuyisile T N Komo, Pierre Theume calin V Maniu, Krishna Swamy Chandra Sekaran, et al, Patent Foaramen Ovale Tran catheter closure device thrombosis. Rochester. outubro de 2001 Vol. 76, iss 10: 1057-1062

16. P. Siostrzonek et al. "Comparison of Transesophageal and Transthoracic Contrast Echocardiography for Detection of a Patent Foramen Ovale," Am J Cardiol 68 (991):1247-1249

17. D. Hausmann, A. Mugge, e W. G. Daniel. " Identificação de forame oval patente permitindo embolia paradoxal,"J Am Coll Cardiol 26(1995):1030-1038

18. M. Guffi et al. "Profilaxia cirúrgica de acidente vascular cerebral recorrente em paciente com forame oval patente: Um estudo piloto. J Thoracic Cardiovasc Surg 112(1996): 260-263.

19. G. Devuyst et al. " Prognosis after Stroke followed by Surgical Closure of Patent Foramen Ovale: A prospective follow up study with brain MRI and simultaneous Trans-esophageal and Trans- cranial Doppler Ultrasound. Neurology 47(1996): 1162-1166

20. P. Ruchat et al. " Systemic surgical closure of patent foramen ovale in selected patient with Cerebrovascular Events Due to Paradoxical Embolism: Early Results of Preliminary Study, " E J Cardio- thoracic Surgery11(1997):824-827

21. N. Bridges et al. "Tran- catheter Closure of patent foramen ovale after presumed Paradoxical embolism," Circulation 86(1992):1902-1908.

22. H. Sievert et al. " Trans-catheter Closure of Atrial Septal Defect and patent foramen ovale with the Asdos Device (A multi- institutional European Trial)," Am J Cardiol 82(1998): 1495-1413.

23. S. Windecker et al. "Percutaneous Closure of patent foramen ovale in patients with paradoxical embolism Long term risk of Recurrent Thromboembolic events. Circulation 101(2000): 893-898.

24.Meir B, Lock JE , et al. Contemporary management of Patent Foramen Ovale. Circulatin.2003; (107): 5-9.

25.Meissner I, Whishnant J, Khandheria BK, et al. Prevalência de potenciais factores de risco de AVC avaliados por ecocardiografia transesofágica e ultrassonografia da carótida: The SPARC Study, Mayo Clinic Proc 1999; 74 :862-869

26.Holmes Dr Jr, Cabalka A. A sua mãe tinha razão, precisamos sempre de fechar a porta? Circulação 2002; 106: 1034-1036

27.Harold P. AdamsJr., foramen ovale patente: Embolia Paradoxal e dados Paradoxais. R ochester: janeiro de 2004. 79(1), pg 15

28.Lamy C, giannesini C, Zuber M et al. Achados clínicos e imagiológicos em doentes com AVC criptogénico com ou sem forame oval patente; The PFO-ASA study - Atrial Septal Aneurysm stroke. 2003; (33): 706-711.

29.Oliver K, Mohrs Steffen E, Petersen Damir, Erkapic et al: Diagnóstico de framen oval patente usando RM dinâmica com contraste (estudo piloto): AJR: 184 Jan 2005

30.Kessel-Schaefer A, Lefkovits M, Zellweger MJ, et al. Trombo migratório preso num forame oval patente. Circulation 2001; 103:1928

31.Manolo Beelke,Silvia Angeli, Massimo Del Sette,Carlo Gandolfo,et al. Prevelnce of patent foramen ovale in subjects with obstructive sleep apnea: a trancranial doppler ultrasound study.

32.Beelke M, Angeli S, Del Sette M,et al.A apneia obstrutiva do sono pode ser um fator provocador de desvio da direita para a esquerda através de um FOP. Sleep 2002;25:856- 62

33.Lavie P.Incidência de apneia do sono numa população ativa presumivelmente saudável: uma relação significativa com a sonolência diurna excessiva. Sleep 1983;6:312-8

34.Young TJ,Palta M, Dempsey J, et al.The occurrence of sleep- disordered breathing among middle aged adults.N Engl J Med 1993;382:1230-5

35.N.Morelli,S Gori,G.Cafforio.et al. Prevelência de shunt direita-esquerda em doentes com cefaleias em salvas.

36.Del.Sette M,Angeli S, Leandri M, et al. Enxaqueca com aura e shunt direita-esquerda no doppler trancraniano: um estudo de caso-controlo.1998.

37. Sztajzel R, Genoud D, Roth S, et al. Le Floch-Rohr J (2002) Patent foramen ovale, a possible cause of symptomatic migraine: a study of 74 patients with acute ischemic stroke. Cerebrovasc Dis 13:102-106

38. Angeli S, Del Sette M, Beelke M, et al. Doppler transcraniano no diagnóstico do forame oval patente cardíaco. 2001.Neurol Sci 22: 353-356.

39. Hospital de Hommerton, departamento de cirurgia cardiovascular. W.Arshad, Kurban.

40. T.Chatterjee M.D.,M. Petzsch, M.D., H. Ince, M.D et al.Interventional Closure with PFO occluder of patent foramen ovale in patients with Paradoxical cerebral embolism. (J Interven Cardiol 2005;18:173-179)

41. Cohnheim J. Thrombose und Embolie. Vorlesung uber Allgemeine Pathologie. Bd 1. Berlim Hirschwald, 1877,175-176.

42. Hagen PT, Scholz DG, Edwards WD. Incidence and size of patetn foramen ovale during the first 10 decades of life: An autopsy study of 965 normal hearts.Mayo clinic proc 1984;59:17-20.

43. E. Ontorato, M.D., G.Melzi, M.D., F. Casilli, M.D., et al. Forame oval patente com embolia paradoxal: resultados a médio prazo do encerramento por transcateter em 256 doentes. (J Interven cardiol 2003;16:43-50)

44. Abutaher M.YAhia,M.D., A.Shaukat,M.D.,M.P.h., Jawad F. Kirmani,M.D et al. A idade não é um fator de previsão do forame oval patente com shunt direita-esquerda em doentes com eventos isquémicos cerebrais.(Echocardiography, Volume 21, agosto de 2004).

45. Cujec B, Mainra R, Johnson DH: Prevenção de eventos isquémicos cerebrais recorrentes em doentes com forame oval patente e acidentes vasculares cerebrais criptogénicos ou ataques isquémicos transitórios. Can J Cardiol 1999; 15:57-64.

46. Nagno K, Otsubo R, Yasaka M, et al. Recorrência de AVC em pacientes com embolia cerebral e forame oval patente - associação com trombose venosa profunda detectada por ultrassonografia. Rinsho Shinkeigaku.2004 Jan; 44 (1):7-13.

47. Oliver K. Mohrs, Steffen E.Peresen, Damir E. et al. Diagnóstico do forame oval patente utilizando RM dinâmica com contraste: um estudo piloto.

48. George W. Petty, MD; Bijoy K. Khanderia, MD; Irene eissener, MD; et al. Estudo de Base Populacional da Relação entre o Forame Oval Patente e Eventos Isquémicos Cerebrovasculares. Mayo Clin Proc. 2006;81(5):602-608.

49. Schwerzmann M, Seiler C, Lipp E, et al. Relação entre o forame oval patente detectado diretamente e as lesões cerebrais isquémicas em mergulhadores desportivos. Ann Intern Med 2001;134:21-4

50. Bove AA. Risco de doença descompressiva com forame oval patente. Undersea Hyperb Med 1998;25:175-8

51. Marcuss Schwerzmann, C. Seiler.Mergulho recreativo, forame oval patente e seus riscos associados. Swiss Med Wkly 2001 :131:365-374.

52. Harald Lethen, htD, Frank A. Iachskampf, MD, Rolf Schneider, MD, etal.Frequency of Deep Vein Thrombosis in Patients with Patent Foramen

Ovale and Ischemic Stroke or Transient Ischemic Attack. 1997 por Excerpta Medica, Inc. (Am J Cardiol 1997;80: 1066-I 069).

53. Landi G, D'Angelo A, Boccardi E, et al. Tromboembolismo venoso em acidente vascular cerebral agudo: importância prognóstica da hipercoagulabilidade. Arch Neuml 1992; 49:27Y-283.

54. G. DI Minno,*_ P. M. Mannucci, ** A. Tufano,*et al. The first ambulatory screening on thromboembolism: a multicentre, cross-sectional, observational study on risk factors for venous thromboembolism Em nome do primeiro rastreio ambulatório do tromboembolismo (grupo de estudo rápido) Journal of Thrombosis and Haemostasis, 3: 1459-1466

55. Schneider B, Zienkiewcz T, Jansen V, et al. Diagnóstico de forame oval patente por ecocardiografia transoesofágica e correlação com eventos embólicos cerebrais e periféricos. Am J Cardiol 1992; 70:668772.

56. Pearson AC, Labovitz AJ, Tatineni S, et al. Superioridade da ecocardiografia transoesofágica na deteção da fonte cardíaca de embolia em pacientes com isquemia cerebral de etiologia incerta. J Am Coll Cardiol 1991; 17:66-72.

57. G. Souteyrand, P. Motreff, J.R.Lusson, et al. Comparação da ecocardiografia transtorácica utilizando imagens de segundo harmónico, doppler trancraniano e ecocardiografia transesofágica para a deteção de foramen oval patente em doentes com AVC. Eur J Echocardiography (2006) 7,147-154.

58. V.Camp.G, Franken P, Melis P, et al. Comparação da ecocardiografia transtorácica com imagem de segundo harmónico com a ecocardiografia transoesofágica na deteção de shunts direita-esquerda. Am J Cardial 2000; 86:1284-7.

59.Daniels C, Weytjens C, Cosyns, et al. Ecocardiografia transtorácica de segundo harmónico: o novo método de rastreio de referência para a deteção de foramen ovale patente. Eur J Echocardiogr 2004; 5:5449-52.

60.Yoshida M, Goto S, Aikawa M , et al. Deteção de shunting direita-esquerda através de um forame oval patente em doentes japoneses com AVC isquémico por ecocardiografia transesofágica utilizando uma manobra de valsalva padronizada. Tokai j Exp Clin Med. 2005 Dec; 30 (4):211-6.

61.Teague SM, Sharma MK. Deteção de embolização paradoxal por contraste de eco cerebral através de ultrassom doppler trancraniano. Stroke 1991; 22:740-5.

62.Klotzsch C, Janssen G, Berlit P.et al. Ecocardiografia transesofágica e TC com contraste na deteção de um forame oval patente: experiências com

111 pacientes. Neurology 1994;1603-6.

63. Droste DW, Rwisener M, Kemeny V, Dittrich R, et al. Ultrassom doppler transcraniano com contraste na deteção de shunts direita-esquerda. Reprodutibilidade, comparação de 2 agentes e distribuição de microêmbolos. Stroke 1999; 30: 1014-8

64. Blersch WK, Draganski BM, Holmer SR, et al. Ecografia duplex transcraniana na deteção do forame oval patente. Radiology 2002; 225:693-9.

65. H. Hara, MD, R. Virmani, MD, E. Iadich, et al. Patent foramen ovale: patologia atual, fisiopatologia e estado clínico. (J Am Coll Cardiol 2005; 46:1768-76).

66. Spencer MP, Moehring MA, Jesurum J, et al. Power M-mode transcranial Doppler for the diagnosis of patent foramen ovale and assessing transcatheter closure. J Neuroimaging 2004; 14:342-9.

67. Moehring MA, Spencer MP. Power M-mode Doppler (PMD) para observação do fluxo sanguíneo cerebral e rastreio de êmbolos. Ultrasound Med Biol 2002; 28: 49-57.

68. E.Onorato.M.D, G. Melzi. M.D., F. Casilli, M.D. et al. Forame oval patente com embolia paradoxal: Resultados a médio prazo do encerramento transcateter em 256 doentes. (J Interven Cardiol2003;16:43-50)

69. S.Klotz, M.D., T.D.T.Tjan, M.D., E. Berendes, M.D., et al. Encerramento cirúrgico de foramen oval patente sintomático combinado com aneurisma do septo atrial para prevenção de embolia cerebral recorrente.

70. K. Nedeltchev, M. Arnold, A. Wahl, et al. Outcome of patients with cryptogenic and patent foramen ovale. J Neurol Neurosurg Psychiatry. 2002; 72:347-350.

71. P. Lechat, Mas JL, Lascault G, et al. Prevalência de foramen ovale patente em pacientes com acidente vascular cerebral. N Engl J Med 1988, 318:1148-52.

72. Hagen PT, Scholz DG, Edwards WD. Incidence and size of patent foramen ovale during the first 10 decades of life: an autopsy study of 965 normal hearts. Mayo Clin Proc 1984; 59:17-20.

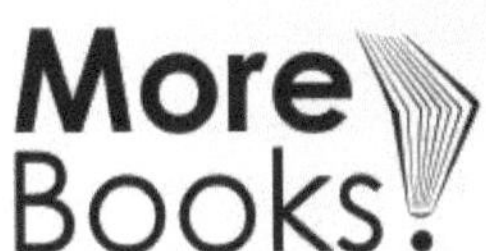
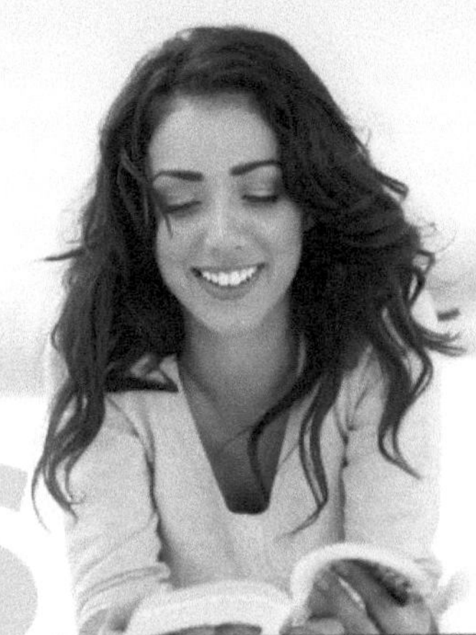

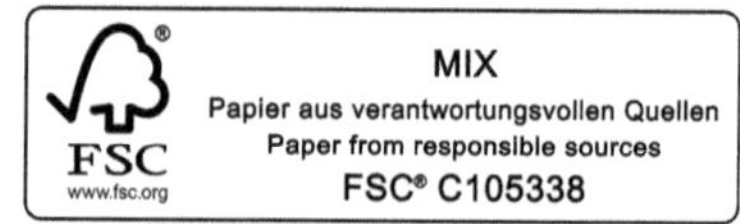

Printed by Books on Demand GmbH, Norderstedt / Germany